RAPPORT

SUR LE

TRAITEMENT DE LA TUBERCULOSE

PAR LA LYMPHE DU DR KOCH

Présenté à la Commission Municipale d'Hygiène de Marseille

(Séance du 12 Janvier 1891)

PAR

M. le Docteur QUEIREL

Chirurgien en Chef de la Maternité

ET

M. RIETSCH

Professeur à l'École de Médecine et de Pharmacie

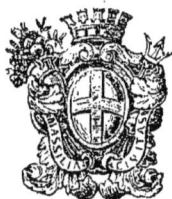

MARSEILLE

IMPRIMERIE MOULLOT FILS AÎNÉ

—

1891

RAPPORT

SUR LE

TRAITEMENT DE LA TUBERCULOSE

PAR LA LYMPHE DU Dᴿ KOCH

Présenté à la Commission Municipale d'Hygiène de Marseille

(Séance du 12 Janvier 1891)

PAR

M. ʟᴇ Dᴏᴄᴛᴇᴜʀ QUEIREL

Chirurgien en Chef de la Maternité

ᴇᴛ

M. RIETSCH

Professeur à l'École de Médecine et de Pharmacie

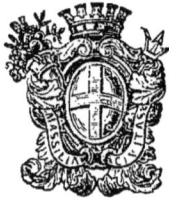

MARSEILLE

IMPRIMERIE MOULLOT FILS AÎNÉ

—

1891

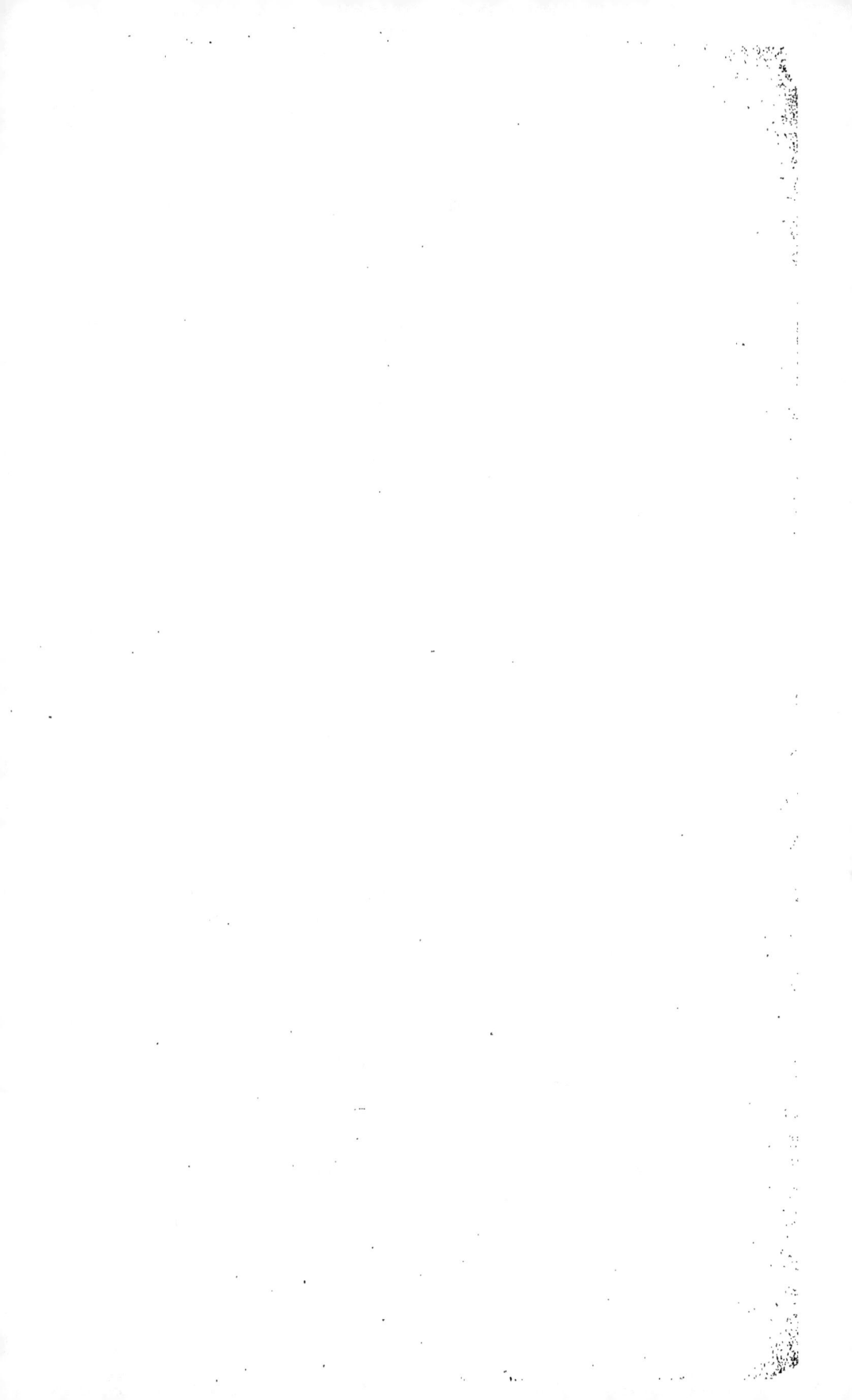

RAPPORT

SUR LE

TRAITEMENT DE LA TUBERCULOSE

MONSIEUR LE MAIRE,

MESSIEURS LES CONSEILLERS MUNICIPAUX,

Il nous a semblé que la meilleure manière de vous remercier du mandat que vous nous aviez confié, était de vous présenter un résumé fidèle de ce que nous avons vu à Berlin, de ce que nous y avons appris !

Au milieu d'un si grand nombre d'écrits qui ont fait irruption dans la presse politique, au sujet de la méthode de Koch, au milieu d'une variété d'opinions si diverses, exposées dans des feuilles médicales, bien souvent, il faut le dire, sans grand fondement, parmi les brillantes illusions des uns et les critiques acerbes des autres, parmi les discussions souvent passionnées qu'inspirait ce sujet palpitant, entre le bon et le mauvais, il fallait rechercher la vérité ! C'est ce que nous avons tenté de faire, il ne nous appartient pas de dire si nous sommes arrivés au but que nous nous étions proposé.

Tout d'abord nous devons constater que nous avons reçu à Berlin un accueil plein d'urbanité. Le maître, dont la découverte fait tant de bruit aujourd'hui, s'est souvenu de nous avec bienveillance et nous a lui-même rappelé son séjour à Marseille en 1884. Tous les services que nous avons fréquentés, et ils sont nombreux, nous ont été ouverts largement, en particulier celui du professeur Koch, à Moabit-Hôpital, où le directeur Dr Guttmann s'est mis à notre disposition pour nous montrer tous les malades en traitement.

Nous y avons vu opérer le professeur Sonnenburg, ainsi que nous le dirons plus loin. Les assistants du professeur Bardeleben ont été d'une complaisance qui ne s'est pas démentie un seul instant ! Qu'il nous soit permis de citer les noms de Köhler, Muhlack, Salzwedel, etc. Dans le service de Von Bergmann, très gracieux lui-même, nous avons pu, conduits et guidés par ses assistants : De Ruyter et Badenhaüer, examiner de près tous les malades de la policlinique et assister à des opérations intéressantes. La clinique si importante et si consciencieusement faite de Hahn, à Friedrichshain, nous a fourni une ample moisson de faits soigneusement observés ; de même que les services de MM. Fraentzel, Gerhardt, etc., nous ont montré un grand nombre de sujets en traitement.

« La tuberculose, maladie infectieuse, causée par les « bacilles spéciaux, découverts par Koch, donnent lieu à « des manifestations très variées... »

Telle est la première phrase de la définition que donne Cornil de la maladie qui nous occupe, dans son beau traité des bactéries ! Si nous la rappelons ici, c'est que nous y trouvons, consacré par le représentant le plus autorisé de l'anatomie pathologique en France, ce qui est prouvé aujourd'hui par tout le monde médical, à savoir : que la tuberculose est une maladie parasitaire, due à un bacille, maladie infectieuse et contagieuse, qui a des manifestations variées, dans lesquelles viennent se perdre ou se retrouver certaines affections localisées dans la peau, les ganglions lymphatiques, les os, les articulations. Quelques médecins attardés ou trop attachés à ce qui fut vérité, quand ils commencèrent leurs études, ont beau défendre le terrain de la spécificité de la scrofule, comme maladie distincte, elle n'est que de la tuberculose, comme le prouvent l'observation clinique et l'observation microscopique. Il est bon de ne pas laisser envahir le terrain de la clinique par les recherches du laboratoire ; mais chacun a ses droits, et ceux de l'expérimentation doivent être connus et appréciés par le clinicien ; les méconnaître serait tourner le dos au progrès !

Dans la méthode de Koch, il y a à considérer le but et

le moyen. Le but est de guérir, c'est-à-dire de débarrasser l'économie malade du bacille tuberculeux qui la mine et la détruit ; le moyen est de modifier le tissu tuberculeux, l'habitat du bacille, de manière à faire disparaître ces tissus malades, soit par nécrobiose soit par résorption. Déjà, avant la connaissance de la méthode de Koch, on avait obtenu la guérison de tuberculeux par la chirurgie, en cautérisant ou extirpant les tissus malades ; par la médecine, en employant certains modificateurs généraux, qui donnaient assez de résistance à l'organisme pour lutter avec efficacité contre le parasite; on avait pu transformer des gangues tuberculeuses de tissus ulcérés en tissus fibreux et même en substance crétacée, véritables cicatrices, isolant comme par un mur d'enceinte, le bacille du reste de l'économie. Mais jamais on n'avait trouvé un spécifique contre la tuberculose, s'adressant à la tuberculose et ne s'adressant qu'à elle ; jamais on n'avait trouvé de médicament, plus ou moins assimilable, allant pour ainsi dire chercher dans tout le corps un foyer tuberculeux, pour lui faire subir une série d'actes biologiques particuliers, mais toujours semblables, pour aller fouiller les replis les plus profonds de nos organes, pour y reveiller une nouvelle vitalité et y déterminer enfin ces phénomènes importants, connus sous le nom de réaction, dont on a tant parlé depuis quelque temps. Avant d'étudier cette réaction, étude qui est le point capital et délicat de la méthode, nous devons vous exposer, encore que vous le sachiez peut-être déjà, comment on procède dans le traitement.

Il s'agit de faire pénétrer dans l'économie, à la faveur d'une piqûre sous-cutanée, autrement dit par la méthode hypodermique, une certaine quantité d'un liquide appelé *lymphe*. L'injection se fait à l'aide d'une petite seringue, assez semblable à celle de Pravaz, ce qui est d'ailleurs peu important; mais, ce qui est de la dernière importance, c'est que cet instrument soit parfaitement aseptique.

Pour injecter la lymphe, on la délaie au centième et même au millième. Il ne faut préparer ces dilutions qu'à mesure du besoin, car elles s'altèrent à la longue ou bien perdent de leur activité. La lymphe diluée ou con-

centrée peut être chauffée, mais il vaut mieux éviter
l'ébullition qui diminue son action. On introduit donc
dans un matras ou un tube à essai, bouché au coton stérilisé, un centimètre cube ou une fraction de centimètre
cube de lymphe avec une pipette stérilisée, puis on ajoute
9 fois autant d'eau distillée, contenant 5 0/00 de phénol.
(Cette solution de phénol a été préalablement stérilisée
par la chaleur). Chaque centimètre cube de cette première solution renferme un décigramme de lymphe. En la
délayant encore au dixième, avec les mêmes précautions
et la même eau phéniquée, on obtient une deuxième solution renfermant, par centimètre cube, un centigramme de
lymphe. Enfin, une troisième dilution, faite avec la
seconde, renferme un milligramme de lymphe par centimètre cube.

On peut puiser directement dans le matras ou dans le
tube l'une ou l'autre dilution, avec la seringue de Koch ou
la seringue de Pravaz rendue stérilisable par Roux, ou
bien verser d'abord le liquide dans un godet stérilisé. Il
est nécessaire d'employer une seringue stérilisée dans
l'eau bouillante ou bien, plus simplement, par l'alcool
absolu ; seulement, il faut avoir soin de se débarrasser de
l'alcool, en faisant passer dans la seringue de l'eau stérilisée à 5 0/00 de phénol avant d'y introduire la lymphe
diluée. Celle-ci semble, en effet, perdre de son activité en
présence de l'alcool. Enfin, la peau doit être lavée avec
une solution désinfectante, dans la région où l'on pique la
canule.

Cette piqûre se fait de préférence dans le dos, entre
l'omoplate et la colonne vertébrale, tantôt d'un côté tantôt
de l'autre.

L'injection faite, on observe généralement, au bout de
6 ou 7 heures, quelquefois seulement au bout de 24 ou
même 36 heures, la réaction qui présente de grandes
variétés.

Presque toujours, la réaction est générale, c'est-à-dire
qu'on observe de la fièvre, du malaise, de la brisure des
membres, de la céphalalgie, quelquefois des vomisse-
ments, des épitaxis, parfois aussi des exanthèmes scarla-
tiniformes. On a noté, dans certains cas de la somnolence,

principalement chez les enfants, enfin, même du collapsus. La température s'élève toujours ; les cas dans lesquels elle s'est abaissée, au contraire, sont tout à fait exceptionnels. Elle sert de contrôle et guide le praticien. Elle peut monter à 40° et même 41°, sans qu'on puisse encore rétablir le rapport qui existe entre cette chaleur élevée et l'intensité de la maladie, sans qu'on puisse même établir le rapport qui existe entre cette chaleur et la dose employée. Certainement, de fortes doses donnent plutôt de hautes températures et des réactions générales que les Allemands ne craignent pas d'appeler *colossales* ; mais cela dépend de l'époque du traitement, du nombre des injections antérieures et de la façon dont l'organisme a réagi précédemment. Il faut ajouter que cela dépend aussi de la sensibilité de cet organisme à l'action du remède. Les enfants réagissent plus énergiquement, aussi est-il de règle de commencer chez eux par de petites doses et de ne les élever qu'avec prudence. Cette réaction peut être tardive et, au contraire de ce qui se passe le plus souvent, l'organisme pourra tolérer, sans paraître en être impressionné, une, deux, trois, etc., injections, et réagir ensuite après une quatrième ou une cinquième avec force, avec des températures de 39 8, 40, 40.5, 41°. Ce sont ces variations qui ont fait douter quelquefois de l'efficacité ou de l'action du remède ; ce sont elles aussi qui ont été cause d'accidents, que l'étude minutieuse des expériences, faites jusqu'à ce jour, permettra d'éviter à l'avenir.

Nous n'appelons pas accidents, des réactions fortes, donnant tous les signes d'une grande perturbation fonctionnelle, avec développement de chaleur intense ; ces réactions-là sont le plus souvent suivies d'un amendement dans l'état pathologique du malade. On pourrait leur donner le nom de réactions franches ; elles commandent de ne pas élever la dose, d'espacer les inoculations ; mais elles ne tardent pas à accuser une descente thermométrique régulière.

En même temps que se passent ces phénomènes généraux, il est rare qu'il n'y ait pas aussi une réaction locale, c'est-à-dire des phénomènes d'activité circulatoire, de

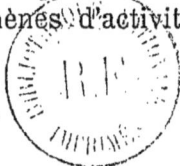

congestion, d'inflammation passagère même du côté de la partie affectée ; ainsi dans les ulcères tuberculeux de la peau, ainsi dans les lésions articulaires, pulmonaires, etc... Mais ici, il faut bien remarquer que la réaction locale est d'autant plus intense et plus visible que la lésion est plus superficielle. Aussi, l'est-elle beaucoup dans le lupus, par exemple, lésion apparente s'il en fut ; tandis que dans les jointures, dans le tissu osseux, elle paraît moins importante. Pour les ostéites, les arthrites tuberculeuses, si le foyer est profond et ne communique pas avec l'extérieur, on s'apercevra peu des phénomènes qui s'y passeront ; si, au contraire, il est superficiel ou communique avec l'extérieur, par une ouverture, un trajet fistuleux, par exemple, la réaction locale sera plus manifeste. La sécrétion, bien souvent, sera augmentée pendant quelque temps, ce qui est une des preuves que l'inoculation ne peut être assimilée à une septicemie. Le plus souvent, réaction locale et réaction générale marchent de pair ; mais, quelquefois, on observe l'une sans l'autre et, d'autres fois, l'une après l'autre. Quand la lésion est ancienne, par exemple, la réaction générale peut se montrer deux fois, trois fois et plus, avant que la partie malade ait été le siège de signes réactionnels.

Dans le poumon, la réaction générale accompagne la réaction locale, et celle-ci ne manque que quand l'organe a été favorablement modifié. Enfin, dans tous les cas où la réaction générale fait défaut et quand le malade ne réagit pas localement, c'est qu'on est bien près de la guérison. On pourrait même considérer le malade comme guéri, si l'on ne devait se tenir en garde contre des retours offensifs, dans une affection telle que la tuberculose. Dans tous les cas, il est de règle de s'abstenir, au moins chez les enfants, quand ils ne réagissent plus, sauf à reprendre plus tard le traitement.

Nous avons exposé d'une manière générale, comment les tuberculeux réagissent ; mais ce qu'il y a de curieux et bien propre à la méthode, c'est que la même inoculation, qui fait tant de fracas chez les tuberculeux, n'amène aucune perturbation chez ceux qui ne le sont pas. Nous avons vu des essais d'injection chez des cancéreux, chez des attéromateux, des alcooliques, chez un pneumonique, par inhalation de poussière de pierre, sans aucun effet réactionnel ; de sorte que l'on a, dans la lymphe de Koch, non seulement un moyen curatif, mais encore un précieux moyen de diagnostic, puisque le tissu tuberculeux seul réagit.

On a avancé qu'il y avait des exceptions à cette règle générale ; c'est possible. Il se peut que de fortes doses aient amené des troubles fonctionnels chez des sujets sains ou malades d'autres lésions ; mais, d'abord, la réaction locale faisait défaut dans l'organe malade, et, d'autre part, par l'importance même de ces doses, on sortait des conditions régulières où l'on emploi l'injection, témoin Koch lui-même, qui a réagi, mais après l'absorption d'une dose de 25 centigrammes.

Il se peut aussi que des sujets vraiment tuberculeux n'aient pas réagi, on l'a dit du moins. Mais, il se peut aussi que chez ces sujets la réaction ait été tardive et que l'on n'ait pas eu la patience de provoquer cette réaction. Nous ne saurions trop insister sur ce point, que la réaction soit générale, soit locale, peut paraître manquer, alors qu'elle n'est que retardée. Dans tous les cas, si l'on suppose que l'on a affaire à un tuberculeux, il faut attendre 72 heures avant de donner la deuxième injection, car la température peut ne s'élever que le deuxième jour. Ainsi que le disait Badenhaüer, il ne faut augmenter la dose de l'injection qu'après avoir jugé la première réaction. On augmente de 2 milligrammes chaque fois, s'il n'y a pas eu de trop forte température et, dans le cas contraire, seulement après 3 ou 4 injections de même dose. Arrivé à 2 centigrammes, on s'y tient plusieurs fois avant d'augmenter. En procédant de la sorte, on n'observe pas d'accidents.

Quelle est la dose par laquelle on peut commencer ? Quelle est la dose à laquelle on peut arriver ? Quel est le nombre d'injections que l'on peut employer ?

Quoi qu'on en ait dit, on commence généralement par de petites doses, 1 ou 2 milligrammes. Chez les tuberculeux avérés, les doses peuvent être un peu plus élevées, mais seulement chez les adultes. Dans le service de Koch, on débute habituellement par 4 ou 5 milligrammes, comme injection d'essai ; puis, si la réaction a été très forte, on redescend à 2 milligrammes et l'on augmente progressivement de 1 à 2 milligrammes par fois. On renouvelle les injections tous les 2 ou 3 jours, en laissant toujours s'écouler une journée, au moins, sans fièvre. Les plus fortes doses que nous avons vu donner, 1 décigramme, ont été celles des services de Koch et de Fraentzel, pour des phtisies pulmonaires. Comme injection de diagnostic, on peut employer, une première fois, des doses de 5 milligrammes à 1 centigramme. Nous avons noté un cas dans lequel on avait commencé par 4 milligrammes, et il n'y eut de réaction qu'après la dose de 7 milligrammes, alors que les augmentations de 1 milligramme n'avaient pas donné de réaction avant d'avoir atteint ce chiffre.

Chez les enfants, dans le service de Salzwedel, il est de règle de ne commencer que par de très petites doses, 1 milligramme et même un demi-milligramme, et de s'y tenir en les répétant souvent, tous les 3 à 6 jours. Il estime que l'on peut alors éviter les grandes réactions. Celles-ci sont, il est vrai, de bons témoins, mais elles dépriment et usent l'organisme. Il semble qu'il n'y a aucun avantage à les provoquer. On a observé, en effet, qu'un malade diminuait de poids pendant cette période du traitement où il subissait ces grandes températures, tandis qu'après la période réactionnelle, lorsqu'il n'était plus sensible au remède, il augmentait, au contraire.

Dans la coxalgie, par exemple, ainsi que nous l'a fait observer Muhlack, quand on a quelque doute, le processus tuberculeux est rendu évident par l'injection de ces petites doses, qui ne donnent pas lieu à la réaction générale, mais seulement à la réaction locale, sans fatiguer le malade. Avec de fortes doses, au début de leurs essais, ils obtiennent toujours *les deux réactions*, générale et locale.

D'après une théorie que nous avons entendu émettre et que l'on attribuait à Koch, la réaction générale pourrait être due à la résorption des produits toxiques sécrétés par le bacille et accumulés dans le foyer tuberculeux. L'intensité de cette réaction paraît en rapport avec la richesse

vasculaire de la région atteinte et avec l'étendue du foyer.
Dans les foyers anciens, comme encapsulés dans une sorte
de gaine fibreuse, le sang chargé de lymphe, après l'injection, ne peut les pénétrer avant d'avoir vascularisé et
ramolli l'enveloppe qui les défend. Cornil a aussi signalé
l'irrigation du foyer tuberculeux ou de sa périphérie,
comme résultat de l'action perturbatrice de l'injection et
comme un des facteurs de la réaction locale, facteur d'autant plus important que la région était plus vascularisée;
les phénomènes congestifs devant, en effet, y être alors
plus marqués, l'exsudation séreuse plus abondante et un
plus grand nombre de cellules migratrices mises en con-
tact avec le tissu tuberculeux. On ne peut déterminer à
l'avance le nombre d'injections qui sera nécessaire pour
arriver à la guérison ; mais on peut dire que plus précoce
a été la réaction et plus vite le malade cessera de réagir.
Or, c'est là le critérium pour discontinuer le traitement.
Quand le malade ne réagit plus, on cesse et plus tard on
essaie encore.

Nous avons dit un mot qui a été trop controversé pour
ne pas insister sur sa valeur. Nous avons dit : guérison !
Nous l'avons dit, parce que nous avons vu des lupus,
datant de plusieurs années, cicatrisés en 15 jours, 3
semaines. Guérison temporaire, a-t-on prétendu ; mais
quels moyens n'avait-on pas employés en vain pour obte-
nir une cicatrisation qui s'obstinait à ne pas se produire ?

Nous avons vu des phtisiques pouvant être considérés
comme guéris, au même titre que ceux observés déjà
avant la découverte de Koch, car si la curabilité de la
phtisie est rare, elle n'est plus à démontrer. Quand un
tuberculeux pulmonaire, présentant des bacilles dans les
crachats, dont la sécrétion a augmenté après les premiè-
res injections, n'en présente plus, quand il ne tousse plus,
ne crache plus, voit son poids s'accroître de 4 kilog. en
13 jours, nous n'avons pas besoin de l'ausculter pour
croire à une grande amélioration, et si l'auscultation ne
nous révèle plus que du souffle sans râle, nous pouvons
bien croire que ses cavernes se sont cicatrisées. Nous ne
voulons pas dire qu'on sera toujours aussi heureux et
nous signalons ce cas, du service de Koch, parce qu'il est

typique ; mais il n'est pas le seul. Nous en avons vu de
semblables dans le service de Fraentzel, un entre autres,
qui avait considérablement augmenté de poids en un
mois. Il avait très bon aspect, ne toussait plus, ne cra-
chait plus et avait l'apparence de la santé. Il allait sortir.

Nous n'affirmerons pas que ces guérisons seront défini-
tives. Sans doute, il pourra y avoir des rechutes, comme
dans beaucoup d'autres affections. Ce n'est qu'une expérimentation, beaucoup plus longue que celle que l'on pos-
sède jusqu'à présent, qui fournira, à cet égard, des don-
nées certaines; mais ces rechutes possibles pourront elles-
mêmes être encore traitées par la lymphe. Ce n'est pas là
une objection à invoquer dans un processus pathologique,
sur lequel on avait si peu de prise jusqu'à présent ; du
reste, Koch lui-même, s'il a affirmé que la phtisie pou-
vait guérir, n'a jamais dit que tous les phtisiques guéri-
raient.

Les grandes cavernes, les sécrétions abondantes de
pus plein de bacilles, la résorption purulente ou putride,
l'émaciation, l'étisie, résisteront certainement à la
méthode, probablement aussi l'infiltration tuberculeuse
qui nous surprend par sa marche envahissante et rapide;
mais quand l'état local aura précédé la consomption,
quand la tuberculose, localisée dans le poumon ou ailleurs,
n'aura pas encore porté de trop grand préjudice à la
santé générale, quand l'organisme aura résisté à la présence du bacille et aura lutté avec quelque avantage, la
méthode reprendra tous ses droits et expliquera les succès opératoires que publiera bientôt Sonnenburg. Ce
chirurgien ouvre et cautérise, sans accidents, les cavernes pulmonaires, ce qui avait été fait déjà en 1842, mais
avec beaucoup moins de succès. Nous avons vu deux
malades opérés l'avant-veille et, le jour même de notre
visite, nous avons assisté à une troisième opération de ce
genre, en présence de Koch, de Brieger, d'Ehrlich, etc.

Les ganglions strumeux, les adénites tuberculeuses,
sont souvent le lieu d'élection de la réaction locale ; ils
semblent être le siège d'une inflammation périphérique,
puis se délimitent mieux, quand la réaction est passée et,
finalement, s'indurent et se ratatinent. On en a enlevé dans

ce dernier état, qui ne présentaient pas de bacilles, et les malades peuvent être, encore à l'heure qu'il est, considérés comme guéris.

Nous avons vu un phtisique pulmonaire chez lequel la réaction s'est produite dans les ganglions bronchiques ; nous avons vu un pleurétique que l'on soupçonnait de tuberculose pulmonaire, bien qu'il n'eut pas de crachats : l'injection de 1 centigramme et demi amena, pendant la réaction, une expectoration où l'on trouva de nombreux bacilles. Le malade qui ne guérissait pas de son exsudat pleurétique fut dès lors très amélioré. Cette observation, nous dit le docteur Guttmann, a été faite plusieurs fois. Chez un jeune homme, un petit tubercule, gros comme une lentille, augmenta, sous l'influence de trois injections, devint gros comme un haricot, puis diminua et disparut tout à fait. Dans les affections osseuses et articulaires, les guérisons sont plus longues à se produire, mais les améliorations ne tardent pas à se manifester, après quelques oscillations qui paraissent aggraver momentanément le mal. Il n'est pas douteux, là encore, qu'on ait, dans la méthode de Koch, un modificateur profond, qui change les conditions histologiques des parties malades. On s'en aperçoit cliniquement, à la diminution des douleurs et au recouvrement de la mobilité.

Quand on doute de la nature d'une arthrite coxofémorale, par exemple, la plus difficile à diagnostiquer au début, l'injection dévoile sa nature tuberculeuse et provoque dans la jointure des phénomènes réactionnels qui accusent la coxalgie et, finalement, permettent des mouvements impossibles jusqu'alors. Nous avons vu plusieurs petits coxalgiques améliorés à toutes les périodes de la maladie.

Une preuve de curabilité de la tuberculose articulaire nous a été donnée par le fait suivant : une femme adulte, atteinte d'arthrite tuberculeuse du genou droit, fut injectée 16 fois. Les douleurs disparurent d'abord, le mouvement revint peu à peu. D'après les idées qui ont eu cours jusqu'à aujourd'hui, on pensait qu'il devait rester des foyers de tubercules nécrosés par l'action de la lymphe. On pratiqua l'arthéotomie pour les enlever, seulement on n'en trouva plus et l'on constata qu'il y avait guérison. On peut accuser, sans doute, cette intervention d'avoir été pratiquée pour les besoins de la théorie plutôt que dans l'intérêt de la malade ; mais elle n'en porte pas moins son enseignement.

Dans le service de Von Bergmann, on n'avait pas opéré, à dessein, les malades traités par les injections, pour mettre en évidence les effets propres et exclusifs de la lymphe. Ces effets sont très sensibles sur le lupus, les ulcérations du larynx, de la langue, etc.., mais beaucoup plus lents, au contraire, sur les lésions articulaires, surtout quand elles sont profondes ou anciennes. Dans d'autres services où l'on opère, la méthode vient en aide au chirurgien, et celui-ci active la marche de la guérison par son intervention. Une lésion articulaire opérée, guérit plus vite par la méthode de Koch qu'une autre de même importance, évoluant spontanément. Nous avons pu nous en assurer dans la clinique de Hahn. Les faits de son service ont convaincu cet éminent praticien qu'il vaut mieux créer un chemin de sortie aux masses tuberculeuses. Il estime que le grattage, l'incision et surtout l'excision activent la guérison.

On a accusé les injections de produire des accidents graves et même la mort. Certes, nous ne le nions pas. Cela prouve seulement que la lymphe n'est pas inoffensive et qu'il faut savoir la manier avec prudence et discernement ; mais cela prouve aussi qu'elle est active. Peut-on se plaindre qu'on n'ait pas affaire à un remède anodin ? Nous n'avons vu, pendant notre séjour à Berlin, aucun accident grave, sans vouloir dire qu'il ne puisse s'en produire.

C'est dans la tuberculose du larynx et des reins que ces faits malheureux ont été notés. M. le professeur Cornil a cité deux observations d'hématurie ; nous avons vu les malades dans son service ; d'autres praticiens ont cité des asphyxies par œdème de la glotte. Qu'il nous soit permis de mettre en regard de ces cas fâcheux, d'autres très intéressants, quoique favorables à la méthode.

Dans le service de Von Bergmann, de Ruyter nous a montré un tuberculeux du larynx, qui avait aussi des ulcérations de la langue et du pharynx, compliquant une phtisie pulmonaire. Les injections avaient amélioré son état, sans jamais provoquer de suffocation ni même d'oppression. Un autre malade, dans le service de Fraentzel, atteint d'ulcération de la glotte, n'avait eu de l'oppression qu'après être sorti de l'hôpital, entre deux injections. On le garde à présent et on le surveille. Les doses faibles employées n'ont plus produit d'alerte.

Dans le service de Kohler, un énorme lupus de la face, du pharynx et du larynx, n'a jamais provoqué d'oppression, bien que la réaction ait été très forte du côté de la face et de la peau. Le malade a eu un exanthème scarlatineux, mais rien du côté du larynx, au moins comme œdème.

Pour ce qui a trait à la tuberculose rénale, le fait suivant mérite d'être cité, il se passe de commentaire. Un malade, du service de Bergmann, avait subi la néphrectomie pour un abcès tuberculeux du rein droit. Il rentra à la policlinique avec des bacilles tuberculeux dans l'urine et se plaignant de la région lombaire gauche. Il fut soumis au régime des injections, et les bacilles ont disparu. Il parait guéri aujourd'hui, a beaucoup engraissé et allait sortir.

Messieurs, nous avons dû signaler ces cas, parce que nous les avons observés et que nous nous étions fait un devoir de vous rapporter fidèlement ce que nous avions vu d'intéressant ; mais nous ne voudrions pas qu'on donnât à nos paroles une fausse interprétation ; nous ne voudrions pas surtout qu'on s'autorisât de ces faits heureux, pour se départir de la prudence qui s'impose dans tout traitement de la tuberculose par la nouvelle méthode, prudence qui doit être d'autant plus grande que les lésions sont plus considérables, siègent dans des organes plus importants ou ont amené un plus grand dépérissement chez le malade ; prudence qui doit être d'autant plus grande qu'on reproche plus d'accidents à la méthode.

Pour nous résumer, la méthode thérapeutique de Koch est une grande découverte qui guérit la tuberculose, mais qui ne guérit pas tous les tuberculeux. On ne peut que regretter, évidemment, que la préparation d'un liquide aussi bienfaisant n'ait pas été rendue publique dès le début ; mais il n'est pas moins certain que cette lymphe, qui a fait naitre à la fois tant d'enthousiastes et tant de détracteurs, soit un spécifique qui s'adresse au processus tuberculeux, ne s'adresse qu'à lui et soit un modificateur puissant de la tuberculose, dans le sens de la guérison.

Nous ne pouvons oublier, Messieurs, que c'est à la tuberculose qu'est due cette proportion considérable du cinquième des décès et, dans une question où se trouve en jeu l'existence de tant de malheureux, c'était pour nous un devoir de rendre hommage à la vérité scientifique, qui ne doit point connaitre de frontière.

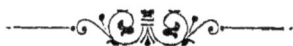

www.ingramcontent.com/pod-product-compliance
Lightning Source LLC
Chambersburg PA
CBHW050413210326
41520CB00020B/6586